COMMENT GUÉRIR DÉFINITIVEMENT L'INSOMNIE CHRONIQUE

CESSER D'ÊTRE ÉVEILLÉ À 3H DU MATIN, ÉLIMINER L'ÉVEIL NOCTURNE, L'ANXIÉTÉ ET LES NERFS AVEC DES TRAITEMENTS NATURELS

Jorge O. Chiesa

Table des matières

Introduction La science derrière l'insomnie

Avez-vous déjà souffert d'insomnie ? En d'autres termes, avez-vous de la difficulté à vous endormir et à rester endormi la nuit ? Quelle en est la cause ?

L'insomnie est souvent causée par de multiples raisons, telles que le manque de repos, la faim, un traumatisme psychologique, etc. Quelle qu'en soit la raison, des millions d'êtres humains souffrent du diable appelé insomnie. Il vous empêche de vous reposer suffisamment, épuise votre énergie et détruit votre productivité le lendemain. Sans parler des effets néfastes sur leur propre santé physique et mentale.

Qu'est-ce que l'insomnie ?

L'insomnie, par définition, est la difficulté de s'endormir et de rester endormi. Il s'agit du type d'agitation qu'une personne éprouve à différents moments de son cycle de sommeil. Un simple

L'indication pour diagnostiquer l'insomnie est quand une personne n'est pas satisfaite de la quantité de sommeil qu'ils ont dormi.

Ceux qui souffrent d'insomnie :

Ils ressentiront un manque d'énergie, de la fatigue à différents moments de la journée, de la difficulté à se concentrer sur leurs tâches, des sautes d'humeur terribles et un faible niveau de rendement au travail. Les insomniaques peuvent souffrir de l'une ou l'autre des affections suivantes

Symptômes après être resté éveillé toute la nuit :

Un corps humain a besoin de repos pour rajeunir son corps et son esprit. Le manque de repos dans aucun d'entre eux causera de la fatigue et diverses maladies mentales. Bien qu'ils soient terriblement épuisés, ils ne peuvent toujours pas s'endormir ou ne s'endorment pas pour des raisons différentes.

Les deux types d'insomnie

1. *Insomnie aiguë*

Il existe deux principaux types d'insomnie. Le premier type est le type d'insomnie quand vous avez seulement quelques nuits agitées. Souvent, vous pouvez vous endormir et rester endormi facilement. Pour beaucoup, les insomniaques peuvent ne pas penser qu'ils en souffrent, mais le fait est qu'ils peuvent souffrir d'insomnie aiguë.

Alors, qu'est-ce que l'insomnie aiguë ? Ce type d'insomnie provient des niveaux de stress de base que vivent les insomniaques à ce moment-là. Ils devront faire face à une courte période de temps pendant laquelle ils ne pourront pas s'endormir en raison des circonstances de leur vie à ce moment-là. Ce genre d'insomnie ne dure pas longtemps. Au lieu de cela, elle ne se produit qu'en raison de certains facteurs ou événements au cours d'une période de temps spécifique.

Par exemple, l'insomnie aiguë peut survenir après que les insomniaques ont fait face à la colère de leur patron, obtenu une mauvaise note à un examen, ont été rejetés parce qu'ils sont tombés amoureux ou simplement parce qu'ils ont eu une " mauvaise journée ". Ces situations peuvent amener une personne à passer une ou deux nuits alors qu'elle n'arrive tout simplement pas à dormir. Beaucoup de gens peuvent avoir connu ce type d'insomnie et elle a tendance à se résoudre d'elle-même.

2. *Insomnie chronique*

Le deuxième type d'insomnie est connu sous le nom d'insomnie chronique. L'insomnie est un type d'insomnie prolongée qui survient au moins trois soirs par semaine et dure au moins trois mois. Cela se produit habituellement lorsque vous êtes confronté à un changement important dans votre environnement, physiquement ou mentalement. Il peut s'agir d'un déménagement, de la perte d'un être cher, d'un nouveau lieu de travail, de difficultés à l'école ou de difficultés d'adaptation à un climat plus rigoureux. Si les insomniaques chroniques ont de la difficulté à dormir, c'est peut-être parce qu'ils ont une mauvaise habitude de sommeil sans avoir une bonne routine de sommeil.

C'est courant dans le monde d'aujourd'hui ; la société moderne a ruiné le cycle du sommeil avec de courtes heures de sommeil. Pour empirer les choses, la plupart d'entre eux dorment à des heures étranges. Ils ne prennent pas l'habitude de se coucher tôt et de se lever tôt le lendemain.

Par conséquent, l'esprit ne sait pas quand fermer et serait habitué à se coucher tard. C'est pourquoi l'insomnie est devenue un problème courant dans la société actuelle. Ce que les gens ne comprennent pas, c'est que le corps ne pourra pas fonctionner avec une petite quantité de sommeil une nuit et espère compenser son manque de sommeil en faisant des siestes plus tard dans la journée. Bien que cela puisse sembler possible et utile à première vue, ce schéma de sommeil n'est pas viable à long terme.

Éventuellement, l'esprit et le corps s'effondreront, et vous connaîtrez l'épuisement total jusqu'à ce que vous obteniez assez de repos. La meilleure solution est d'avoir un horaire de sommeil fixe et de pratiquer une routine de sommeil saine. Sinon, vous devez consulter votre médecin pour obtenir des médicaments. Il sera généralement lié à un autre problème médical ou psychiatrique, ce qui signifie que la raison pour laquelle vous souffrez peut-être d'insomnie chronique est due au stress. Ce qui semble être une situation typique semblera stressant si vous souffrez d'insomnie chronique. Un esprit et un corps agités seront dérangés par tout stimulus de l'environnement immédiat.

Les causes de l'insomnie

Indépendamment des types d'insomnie, les causes sont les suivantes

la même chose. La différence réside dans l'intensité des émotions qu'une personne ressent à un moment donné.

En plus de cela, les conditions médicales sous-jacentes peuvent également causer l'insomnie. Heureusement, l'insomnie peut être traitée dans la plupart des cas.

Ces conditions médicales peuvent être graves ou bénignes, induisant l'insomnie à se produire à un moment différent de la vie d'une personne. Ces symptômes comprennent les allergies nasales, les

allergies aux sinus, les douleurs
lombaires, les douleurs générales
chroniques, les problèmes gastro-
intestinaux, l'arthrite, l'asthme et autres
problèmes neurologiques.

Le stress sur le corps du patient fera en
sorte que l'esprit restera éveillé pendant
une plus longue période. Par exemple,
ceux qui attrapent un rhume constateront
qu'ils restent éveillés la plupart de la nuit
ou qu'ils se réveillent fréquemment. Ces
deux facteurs peuvent entraîner un grave
manque de sommeil et de repos chez une
personne. Ils peuvent essayer de se
détendre pendant qu'ils ont un rhume,
mais l'insomnie prévaudra.

La douleur physique peut aussi causer
de l'insomnie parce que le corps ne peut
pas se mettre dans une position
confortable pour se reposer ; avez-vous
déjà eu des nuits blanches parce que vous

ne pouvez pas vous mettre dans une position confortable ? Cette situation est typique lorsque vous ressentez de la douleur dans votre corps. La meilleure façon de s'endormir et de rester endormi rapidement est de mettre votre corps dans une position confortable au lit. Il aidera également à la guérison et assurera un sommeil plus productif. Sinon, vous vous retrouverez dans une bataille constante pour vous endormir et même opter pour des médicaments inutiles si vous ne pouvez pas adopter votre meilleure posture de sommeil.

Avec toutes ces différentes causes à l'esprit, nous pouvons maintenant passer à la guérison. Mais il est tout aussi important d'étudier tous les facteurs qui font que

Parce que l'insomnie. Mais saviez-vous qu'il existe aussi des facteurs de risque d'insomnie ? Si vous constatez que certains de ces risques s'appliquent à vous, alors vous avez simplement une plus grande chance de souffrir d'insomnie à un moment donné dans votre vie. Sinon, faites attention à votre santé et à vos habitudes de sommeil pour vous assurer d'être insomniaque pour le reste de votre vie.

Facteurs de risque de l'insomnie

Les facteurs de risque d'insomnie comprennent le fait d'être une femme, d'être enceinte ou en ménopause, d'avoir plus de 40 ans, de souffrir de stress, de dépression, d'avoir un emploi de nuit, de voyager sur de longues distances où l'heure change ou d'avoir une histoire familiale d'insomnie. Tous ces facteurs rapprochent une personne de l'insomnie. Mais savez-vous que la plupart de ces facteurs de risque sont le résultat de vos choix ? Dans la plupart des cas, les gens pensent qu'ils ont peu ou pas de choix dans la vie, ce qui n'est pas vrai.

Ils peuvent choisir de prendre des vacances plus longues lorsqu'ils traversent des fuseaux horaires différents, mais ils ne l'ont pas fait. Ils cherchent peut-être un emploi de jour, mais ils ont décidé de passer par les moments difficiles d'un travail de nuit et de s'adapter à un style de vie complètement différent.

Il est difficile de composer avec les facteurs de risque de linsomnie, mais en fin de compte, tout dépend de vos choix. Parfois, on peut avoir des moments difficiles dans la vie. Il peut s'agir de problèmes de couple, de famille ou de travail. De plus, vous pourriez souffrir de problèmes financiers ou personnels où vous avez de la difficulté à équilibrer votre vie professionnelle et personnelle. Tout cela vous frappera et vous tiendra éveillé la nuit jusqu'à ce que la plupart du stress ou de la dépression ait disparu. Dans certains cas, cela peut prendre plus de temps. Dans d'autres cas, les gens peuvent trouver des solutions et surmonter les moments difficiles assez rapidement. Quoi qu'il en soit, avoir la bonne mentalité est le remède à l'insomnie induite par l'émotion.

Parce que linsomnie a de nombreuses causes et facteurs de risque différents, il ya beaucoup de choses différentes que vous pouvez faire pour vous empêcher davoir plus de nuits blanches et linsomnie. La plupart du temps, il est facile d'en découvrir les causes, mais le vrai défi est de s'en remettre et d'avoir une bonne nuit de sommeil. La vie peut être difficile, et parfois elle peut frapper une personne au point qu'elle n'est même pas sûre de pouvoir se relever.

La première étape pour surmonter l'insomnie est de ne pas avoir peur. N'ayez pas peur de tout résultat qui pourrait ou ne pourrait pas se produire. La peur produit plus de stress dans votre vie qu'elle ne vous sert. En fait, il ne peut qu'intensifier son insomnie. Mieux vaut prévenir que guérir. N'oubliez jamais de rester calme et de suivre les conseils santé pour éviter l'insomnie.

L'esprit d'une personne insomniaque

Des chercheurs du monde entier s'unissent pour découvrir comment fonctionne le cerveau d'un insomniaque. Ils continuent d'examiner les caractéristiques de toutes les ondes cérébrales et la façon dont les pensées interagissent pendant le jour et la nuit.

➤ *Comment fonctionne l'esprit*

A chaque heure de la journée, l'esprit est capable de s'adapter à toute nouvelle situation. Que vous essayiez d'obtenir de la nourriture, de prendre un verre, de sortir de la voiture, de franchir une porte ou simplement de vous reposer un peu, l'esprit essaiera constamment de trouver de nouvelles façons de survivre et de prospérer. Vous continuerez à obtenir suffisamment de ressources pendant la journée et vous aurez assez d'énergie pour guérir et vous reposer pendant la nuit.

Normalement, les personnes ayant un bon niveau d'ondes cérébrales et une stabilité cognitive satisfaisante pendant la journée sont capables de désactiver certaines parties des ondes cérébrales.

> ***Pensée cérébrale***

Pendant la nuit. Au fur et à mesure que la nuit s'enfonce, le cerveau commence à ralentir et à s'endormir. Leur vigilance et leur concentration diminuent généralement la nuit. C'est pourquoi une personne a plus de difficulté à accomplir une tâche la nuit.

Des études montrent que le processus de l'esprit va naturellement changer tout au long de la journée, et parfois causer une plus grande forme d'anxiété. C'est quand les ondes cérébrales deviennent erratiques et refusent de ralentir en raison d'un immense stress durant la journée. Par conséquent, l'esprit ne sera pas en mesure de se détendre complètement la nuit. Au lieu de cela, vous traverserez une période où les ondes cérébrales se déplaceront exceptionnellement vite, provoquant plus de pensées et consommant plus d'énergie la nuit. Tout ce qu'une personne a traversé pendant la journée sera ramassé la nuit. Le corps passera alors par deux fois plus d'énergie et de ressources pour traiter les pensées, ce qui provoque fatigue et manque d'énergie le lendemain.

➢ **L'esprit et les ondes cérébrales**

Quant à l'esprit et à la façon dont les ondes cérébrales réagissent aux phases de l'insomnie, il existe trois études différentes pour montrer comment le cerveau réagit pendant la nuit. Il a été démontré que les fonctions d'apprentissage cérébral et de traitement de la mémoire affectent le sommeil d'une personne. Plus vous en apprendrez pendant la journée, plus les pensées et les souvenirs seront traités par le cerveau pendant la nuit.

Les rêves viennent de nos propres pensées et expériences de la vie réelle. Plus vous en faites l'expérience dans la vie, plus vous rêvez la nuit. La capacité d'avoir une plus grande variété de rêves permet à l'esprit de se calmer et de former des images vagues pour renforcer sa mémoire. Quand vous tombez dans un sommeil profond, vous avez tendance à être dans l'état de rêve. Parfois, on peut même faire des cauchemars. Mais tout bout, même vos pensées subconscientes et le genre d'expérience que vous avez eu.

Jour contre nuit

Que se passe-t-il dans le cerveau insomniaque ? Tout d'abord, votre cerveau est plus actif pendant la nuit et a de la difficulté à atteindre un état de calme et de relaxation. Dans l'une des études sur les ondes cérébrales pendant l'insomnie, les scientifiques ont montré que les neurones du cerveau de l'insomniaque sont plus actifs pendant la nuit.

Les insomniaques ont tendance à avoir de nombreuses pensées dans la tête, ce qui entraîne l'insomnie. Ils vivent un état constant de traitement de l'information tout au long de la journée sans avoir la possibilité de l'arrêter. En fin de compte, ils souffriront d'insomnie et devront faire face aux conséquences d'un manque de repos.

Les experts disent que l'insomnie ne devrait pas être considérée directement comme un trouble nocturne. En fait, il s'agit plutôt d'une maladie du cerveau qui dure 24 heures et qui maintient le cerveau actif toute la journée.

Le sommeil joue un rôle important dans le traitement et le stockage des souvenirs. Le manque de sommeil interférera avec votre mémoire à long terme. Vous aurez de la difficulté à vous concentrer, à vous souvenir des faits et même des détails mineurs. Cette théorie a été testée avec un groupe d'élèves dans un court test. Un groupe a dormi toute la nuit, tandis qu'un autre groupe n'a pas dormi la veille. Les résultats ? Les élèves qui dormaient plus pouvaient se concentrer davantage et se rappeler leurs réponses au test quelques heures plus tard. Le groupe d'élèves qui n'ont pas assez dormi a eu de la difficulté avec le test, a obtenu des résultats inférieurs à la moyenne et se souvient à peine des réponses qu'ils ont écrites une heure après le test.

Les mythes

Le but de cette expérience est de
démontrer l'importance du repos pour la
concentration et la mémoire d'une
personne. En fait, les insomniaques ne
peuvent pas avoir le même niveau de
concentration que ceux qui se sont
suffisamment reposés. Étonnamment,
certaines personnes croient qu'elles
peuvent avoir la même capacité
d'attention pendant la journée. Le fait que
le cerveau soit aussi actif la nuit que le
jour ne signifie pas qu'il peut fonctionner à
son niveau maximum.

En plus du manque de concentration, la
recherche montre que l'insomnie a plus de
plasticité cérébrale. Cependant, la
recherche sur ce qu'est la plasticité et
comment elle contribue aux états

d'insomnie est encore inconnue. Mais ce qu'ils savent, c'est que la plasticité cérébrale s'accumule tout au long de la vie d'une personne et contribue à d'autres formes de maladie par la suite. La plasticité cérébrale est la capacité du cerveau à se modifier structurellement et fonctionnellement en réponse à des facteurs physiques ou environnementaux.

Dans la plupart des cas, la plasticité du cerveau nous permet d'absorber de nouvelles informations, d'apprendre de nouvelles choses et de continuer à grandir avec le temps.

L'âge adulte. Mais dans le cas de l'insomnie, elle endommage les cellules du cerveau et entraîne une plasticité cérébrale. Cela entraîne une mauvaise rétention de la mémoire et un manque de concentration. Non seulement à court terme, mais aussi à long terme. Il est plus difficile de conserver tous les niveaux de concentration et de mémoire lorsqu'une personne vieillit.

Le cerveau de l'esprit agité

D'autres recherches ont été menées pour découvrir comment le stress et l'anxiété affectent le sommeil. L'objectif était de déterminer si une personne ayant un mode de vie stressant souffre d'insomnie et comment le cerveau réagit la nuit. Et voici le résultat : la fonction cognitive du cerveau ne change pas, qu'il soit insomniaque ou non. Cependant, les insomniaques ont plus de difficulté à se concentrer et à traiter l'information tout au long de la journée.

La plupart des recherches montrent que l'esprit des insomniaques erre pendant la nuit. Ils auront de la difficulté à se concentrer le lendemain ; ils auront de la difficulté à gérer leur travail, leurs études et même leur vie personnelle.

En d'autres termes, l'esprit aura de la difficulté à fonctionner de façon optimale le lendemain et les insomniaques ne seront pas en mesure de donner le meilleur d'eux-mêmes. Une autre partie de la recherche a comparé la mémoire, la fonction et l'efficacité pour accomplir n'importe quelle tâche donnée aux insomniaques et à ceux qui ont eu assez de repos.

Des études montrent que les insomniaques sont incapables de se souvenir de la plupart de leurs souvenirs pendant la journée. Par conséquent, ils ont de la difficulté à accomplir leurs tâches quotidiennes. Leur esprit s'égarerait même lorsqu'ils exécutent des tâches simples. Par exemple, lorsqu'il s'agit de préparer le petit-déjeuner, les personnes qui dorment bien vont à la cuisine, prennent rapidement des décisions et commencent leur journée. D'un autre côté, ceux qui souffrent d'insomnie entrent dans la cuisine, finissent par ouvrir plus d'armoires, regardant à travers la même nourriture, et incapables de trouver ce qu'ils devraient manger au déjeuner.

Et voilà l'explication : Les ondes cérébrales d'un insomniaque sont plus lentes, ce qui l'amènera à se déplacer à un rythme plus lent et à oublier rapidement des choses simples. De plus, au fur et à mesure qu'elles progressent dans la journée et que d'autres tâches sont présentées, le cortex préfrontal commence à avoir moins de ressources et les ondes cérébrales deviennent irrégulières. Le cerveau essaiera de rester actif, mais il n'aura pas assez d'énergie pour tout traiter. Par conséquent, le cerveau finira par s'épuiser si vous souffrez d'insomnie.

Matière grise

La troisième et dernière étude scientifique vise à déterminer le rôle de la matière grise du cerveau. La chose la plus importante à savoir sur la matière grise est qu'elle existe dans le lobe frontal et qu'elle contrôle les processus de la mémoire et des fonctions exécutives. Lorsque les insomniaques ne dorment pas assez la nuit, ils auront une diminution substantielle de la matière grise. Qu'ils souffrent d'insomnie ou qu'ils aient de la difficulté à dormir en général, ils commenceront à développer lentement des symptômes de dépression ou de traumatisme. La cause sous-jacente de l'insomnie est habituellement le stress. La meilleure façon de résoudre ce problème est de consulter un médecin pour savoir quel type de médicament vous conviendrait le mieux.

Bref, l'esprit doit dormir et se reposer suffisamment pour avoir une concentration adéquate. L'insomnie ne fera que mettre votre corps en mode surmultipliée et vous ne vous reposerez donc pas assez. La prochaine chose importante à se rappeler est d'avoir suffisamment de nourriture et de sommeil tous les soirs. Même s'il est difficile de trouver un équilibre, il est important d'avoir un haut niveau de concentration chaque jour pour profiter au maximum de votre journée.

La chose la plus négative à propos de l'insomnie

Dans le dernier chapitre, l'esprit a été exploré pour comprendre comment l'insomnie affecte directement le cerveau. Le fait d'avoir ce trouble pendant un certain temps aura un impact négatif massif sur l'esprit. En plus de la perte de mémoire, l'insomnie cause aussi de la fatigue, de l'insomnie et un manque de vigilance le lendemain. Le corps et l'esprit ont besoin de repos pour bien fonctionner le lendemain. S'il n'y a pas de repos, alors la matière grise, la mémoire et les tâches complexes de l'esprit s'écroulent et les insomniaques auront du mal à passer la journée. Votre esprit errera et vous aurez du mal à rester concentré tout au long de la journée.

Les 5 choses que tu fais tous les matins

Voici un petit exercice : Tout d'abord, essayez de penser à toutes les choses que vous avez faites au moment où vous vous réveillez aujourd'hui. Réfléchissez aux cinq premières choses que vous avez faites. Vous pouvez éteindre le réveil, vérifier le téléphone, vous lever, allumer les lumières et marcher jusqu'aux toilettes. Peu importe votre routine habituelle, vous avez tendance à exécuter toutes vos activités régulières de façon impeccable. Croyez-le ou non, vous accomplissez inconsciemment toutes ces activités sans trop réfléchir, simplement parce que c'est devenu une routine quotidienne.

Cependant, lorsque vous souffrez d'insomnie, vous n'êtes pas aussi concentré que d'habitude. L'esprit continuera à penser aussi vite qu'il le ferait normalement, mais il n'a pas toutes les ressources et l'énergie pour fonctionner correctement. Bref, il se peut que vous ayez de la difficulté à faire vos cinq premières activités le matin et que vous ayez de la difficulté à accomplir chaque tâche.

Une façon facile de le savoir, c'est lorsque vous réalisez qu'il vous a fallu plus de temps qu'il ne fallait pour accomplir ces tâches. Les cinq actions qui sont censées ne prendre que 2 minutes peuvent prendre plus de 10 minutes lorsque vous n'avez pas assez de repos. Vous pouvez même oublier de faire une ou deux tâches. Vous pouvez oublier d'éteindre l'alarme et de vérifier les mises à jour de votre téléphone. Beaucoup de choses différentes peuvent se produire, mais en général ce n'est que la pointe de l'iceberg quand vous êtes aux prises avec l'insomnie.

Dommages à votre vie professionnelle

Après la première nuit où vous souffrez d'insomnie, vous remarquerez peut-être une baisse importante de votre niveau d'énergie. Il se peut que vous ayez de la difficulté à planifier la journée ou à vous souvenir de toute l'information pendant la journée.

Dans la plupart des cas, votre routine quotidienne peut commencer par le réveil, la préparation au travail ou même le magasinage par la suite. Tous les emplois exigent une approche à 100 % afin d'assurer un rendement et une efficacité élevés. Sinon, vous devrez peut-être affronter la musique de votre patron. Peu importe à quel point vous vous sentez épuisé, il n'y a qu'un certain nombre de jours où l'on vous accordera de la sympathie. Il y a un nombre limité de congés de maladie que vous pouvez prendre dans une année. Ne laissez donc pas l'insomnie détruire votre vie personnelle et professionnelle. Prenez les choses en main et débarrassez-vous de lui une fois pour toutes.

Dans le cadre de votre travail, on s'attend à ce que vous terminiez les tâches dans un certain délai. Que vous soyez responsable de l'emballage des boîtes, de la recherche ou de l'écriture, vous devez être au sommet de votre jeu presque tous les jours. Vous devez performer à son maximum tout le temps et gagner votre salaire bien mérité à la fin du mois. Tout repos sacrifié pendant la nuit peut entraîner une mauvaise performance le lendemain.

Vous manquez de sommeil ?

Chaque personne a son propre rythme de sommeil et les experts recommandent 6 à 8 heures de sommeil par jour. Le nombre exact dépend de l'individu. Certains d'entre nous ont besoin de plus de repos, d'autres moins. Mais à la fin de la journée, perdre quelques heures de sommeil est toujours mieux que de perdre une nuit entière de repos. Par exemple, au lieu de dormir huit heures, vous ne dormez que six heures. Ces deux heures de sommeil peuvent sembler cruciales, mais elles ne vous feront pas autant de mal que l'insomnie. Perdre deux heures de sommeil peut vous ralentir, mais il y a de fortes chances que vous puissiez quand même prendre de l'avance et accomplir toutes les tâches à la fin de la journée. D'un autre côté, perdre une nuit entière de sommeil peut fermer votre cerveau. Ils passeront la journée à se débattre avec des tâches simples.

Par exemple, lorsque votre patron met un carnet d'adresses sur votre bureau, vous pouvez lire le contenu sans problème. Mais réaliser ce que chaque élément sur la liste signifie est la partie difficile pour les personnes souffrant dinsomnie. Ce qui semble être une promenade dans le parc peut sembler une mission impossible pour les insomniaques.

Souvent, vous perdez votre concentration et le but de la journée si vous ne dormez pas. Vous seriez constamment à la recherche de la façon la plus rapide de passer la journée au lieu de penser à la meilleure façon de passer la journée. Au premier abord, cela peut sembler gérable parce que vous pouvez toujours faire les choses à temps de temps en temps. Mais la vérité est qu'à long terme, cela nuira à votre réputation sur le lieu de travail en raison de la mauvaise qualité de votre travail. De plus, les insomniaques sont connus pour avoir un mauvais caractère et de mauvaises relations de travail avec leurs collègues.

Les gens finiront par remarquer votre inefficacité. Votre patron remarquera que vous travaillez à un rythme plus lent, que vous ne vous concentrez pas autant et que vous n'avez pas la bonne attitude pour terminer le travail. Vous pouvez le mettre dans la mauvaise faveur de votre patron, et vous pourriez aussi risquer d'être viré. Bien que cela puisse sembler improbable pour le moment, vous devez garder à l'esprit que la possibilité est très élevée. L'insomnie est un facteur pénible dans la vie qui peut causer des problèmes non seulement sur le lieu de travail, mais aussi dans votre vie personnelle.

Dommages à votre vie privée

Quand vous pensez à votre vie personnelle, pensez à tout ce qui est important pour vous, les choses que vous portez dans votre cœur. Vous pouvez penser à votre femme, à votre mari, à vos enfants, à vos animaux domestiques ou à tout autre aspect. Certaines personnes peuvent même penser à leur jardin ou au projet de rénovation sur lequel elles ont travaillé.

Il n'y a pas de bonne ou de mauvaise réponse à cette question. C'est votre propre vie, et la clé du succès dans votre vie personnelle est l'équilibre. La plupart des gens vaquent à leurs occupations quotidiennes sans trop y penser. Quelques exemples sont des tâches simples comme préparer le petit déjeuner pour vos

enfants, monter dans la voiture ou aller
manger quelque part.

Normalement, ce ne sont pas des tâches
difficiles, mais les insomniaques peuvent
ressentir le contraire. Dès que la vie
personnelle d'une personne commence à
se déséquilibrer, il en résulte des
moments stressants et elle commence à
se demander s'il n'y a pas moyen de
revenir à un état stable.

Que le stress vienne du fait de ne pas
avoir fait l'épicerie à l'heure ou de se
réveiller tard, un minimum de stress peut
s'accumuler dans quelque chose qui
échappe à tout contrôle. L'insomnie cause
beaucoup de stress et d'épuisement.

Il n'y aura pas de pensée spécifique
dans votre esprit ; votre esprit n'errera
qu'avec des pensées aléatoires sans

contexte. Il en va de même pour votre vie professionnelle. Si vous souffrez d'insomnie et que vous devez préparer vos enfants pour l'école, vous pourriez manquer votre boîte à lunch, oublier de repasser vos vêtements et la liste continue.

N'oubliez pas de toujours vous mettre en premier car "l'amour-propre n'est PAS égoïste". Lorsque vous vous mettez constamment à la dernière place, vous vous retrouverez dans une spirale descendante de la vie, incapable d'atteindre votre but ultime dans la vie.

Le moment est venu de dévoiler un grand malentendu dans notre société, la perception que l'on se considère d'abord comme arrogant, méchant et égoïste. Ce qu'ils n'ont pas compris, c'est que si vous êtes occupé à satisfaire les exigences des autres sans atteindre les buts de votre vie, vous vous sentirez insatisfait et condamné. Vous perdriez votre dynamisme, votre motivation, votre enthousiasme et votre productivité si vous preniez cette voie. Alors, cessez de plaire aux autres et établissez d'abord vos priorités. Ce n'est qu'à ce moment-là que vous aurez une volonté inébranlable d'en faire plus, et vous aurez plus à offrir en retour.

À la maison, vous devrez peut-être garder votre maison en tondant la pelouse ou en faisant le tour de la maison pour vérifier la présence d'insectes. Peu importe ce que vous faites, vous devez vous rappeler les étapes pour exécuter chaque action avec précision. Au moment où vous souffrez d'insomnie, vous ne serez pas en mesure de vous souvenir des choses très bien, et il sera plus difficile pour vous de le faire.

Une autre partie vitale de votre vie personnelle est votre relation avec les autres. Que ce soit votre partenaire, votre mari, votre femme, votre petit ami ou votre petite amie, le fait d'avoir une relation est un travail en soi. Si vous ne portez pas toute votre attention à votre partenaire parce que vous n'avez pas eu assez de repos, alors vous pouvez vous attendre à ce que votre relation se fissure. Cette situation mènera à des disputes, de l'insatisfaction, de la frustration, de la solitude et de la tristesse dans une relation. Toutes ces émotions peuvent arriver à un point où une confrontation majeure peut être nécessaire.

Composer avec l'insomnie

C'est difficile de faire face à l'insomnie quand il n'y a plus d'énergie en vous. Vous vous sentirez fatigué tout le temps et vous vous souciez moins des choses qui se passent autour de vous. Votre esprit s'égarera, et souvent ces pensées n'ont aucun sens. La vie elle-même est déjà assez dure. Maintenant, imaginez que vous n'êtes pas en train de vous reposer et que vous devez faire face à tous les obstacles que la vie vous présente. Comment vous sentiriez-vous ? débordé ? stressé ?

Vous pourriez finir par perdre votre temps sur votre lieu de travail. Vous ne pouvez pas préparer les repas en famille et vous risquez de bouleverser vos enfants. Vous pourriez commencer à oublier toutes les petites choses qui font normalement pour votre relation amoureuse. De nombreux aspects de votre vie peuvent aller au sud à cause de l'insomnie. Avec tout cela à l'esprit, le moment est venu de vous protéger contre la perte de sommeil et de vous reposer de façon optimale chaque nuit.

Le remède : remèdes naturels et artificiels

Le sommeil est incroyablement important pour la santé. Nous avons besoin de dormir pour que notre corps guérisse et se régénère après les activités de la journée. Malheureusement, de nombreuses personnes ont de la difficulté à s'endormir ou ne dorment tout simplement pas assez, et c'est là que les remèdes contre l'insomnie entrent en jeu.

Il existe deux catégories de base quand il sagit de remèdes insomnie.

> ### *Remède artificiel*

Le premier est le remède artificiel. Ce

type de médicament se trouve à la pharmacie et à la clinique. Ils sont habituellement prescrits pour traiter la maladie à sa source. Les remèdes artificiels coûtent habituellement une pompe, mais donnent généralement des résultats rapides. La plupart des médicaments d'aujourd'hui sont toxiques, remplis de produits chimiques nocifs qui ne peuvent être consommés sans danger pendant une longue période de temps.

> ### *Remède naturel*

L'autre type de remède est appelé remède naturel. Les gens pratiquent la médecine naturelle depuis des siècles. Ce type de remède utilise le processus naturel de guérison du corps pour combattre l'insomnie. C'est souvent moins cher, mais ce qui les distingue, c'est qu'ils ne sont pas aussi toxiques que les remèdes artificiels.

Quel que soit le type de remède que vous choisissez, l'objectif est de vous aider à vous endormir et à rester endormi. Ces remèdes sont destinés à vous aider à vous reposer davantage la nuit. La plupart de ces remèdes causent la somnolence, il est donc préférable de les prendre juste avant le coucher, sauf indication contraire. Il est également important de consulter un médecin avant de prendre l'un des médicaments énumérés ci-dessous.

- Eszopiclone : Aussi connu sous le nom de Lunesta, est un groupe de médicaments capables de vous endormir facilement et rapidement. Les statistiques montrent que Lunesta est capable d'endormir la plupart des gens pendant 7-8 heures en moyenne. Il s'agit d'un groupe de médicaments puissants, alors assurez-vous de ne pas vous en approcher, à moins que vous ne puissiez vous reposer toute la nuit pour prévenir la somnolence. La FDA limite la dose du médicament à un maximum de 1 mg. Toute autre chose pourrait entraîner un risque d'étourdissement le lendemain.

* Ramelteon : Ce groupe de drogues fonctionne différemment, ne cause pas d'effets indésirables pour les utilisateurs tels que des étourdissements, somnolence, etc. Les médicaments couramment utilisés pour induire le sommeil sont dirigés vers le SNC (Système Nerveux Central), déprimant ses fonctions et mettant l'utilisateur dans un état de sommeil. Ramelteon, quant à lui, se concentre spécifiquement sur le cycle sommeil-éveil. Ce médicament est prescrit pour les personnes qui ont de la difficulté à s'endormir. En raison de

l'absence d'effets secondaires, Ramelteon peut être prescrit pour une utilisation à long terme. La drogue n'a pas non plus montré d'antécédents d'abus ou de dépendance.

- Zaleplon : Aussi connu sous le nom de Sonate. La plupart des médicaments ont un long temps d'activation dans le corps humain. Sonata n'en fait pas partie. Parmi les derniers somnifères, Sonata a réussi à rester active dans le système aussi peu de temps que possible. En d'autres termes, ce médicament ne laisse que peu ou pas d'effets secondaires le lendemain matin. Par exemple, si une personne a de la difficulté à s'endormir, un comprimé Sonata l'aidera à s'endormir sans se sentir mal le lendemain.

- Doxépine : Aussi connu sous le nom de Silenor. Ce groupe de médicaments est prescrit spécifiquement pour ceux qui ont de la difficulté à rester endormis. On peut dire qu'il s'agit d'un remède artificiel pour les "dormeurs légers" qui se réveillent facilement la nuit grâce à une quantité minimale de stimuli. Il agit en supprimant les récepteurs de l'histamine, ce qui aide à maintenir le sommeil après que vous vous soyez endormi. Comme ce médicament vous oblige à rester endormi pendant un certain temps, ne prenez pas Silenor à moins que vous ne puissiez dormir jusqu'à 7-8 heures par nuit. La dose dépend de votre réponse au traitement, de votre santé et de votre âge.

- Benzodiazépines : Les benzodiazépines sont utiles pour l'insomnie à court et à long terme. Il a un effet durable sur le corps, car il reste dans le système pendant longtemps. Par conséquent, pour ceux qui souffrent d'insomnie depuis longtemps, ce médicament peut les aider sur leur chemin vers la guérison complète.

Il est couramment utilisé pour traiter les cauchemars prolongés et le somnambulisme. Parce que l'effet de ce médicament est inflexible, vous pouvez vous sentir fatigué et somnolent le lendemain. Un autre effet secondaire de ce médicament est que ce médicament peut entraîner une dépendance à la drogue, ce qui signifie que vous devrez peut-être compter sur ce médicament pour vous endormir et rester endormi dans l'avenir.

Les benzodiazépines peuvent être trouvées dans les somnifères Triazolam

(Halcion), Alprazolam (Xanax), Temazepam (Restoril), et autres.

Il est important de passer une évaluation médicale avant de prendre tout somnifère. Consultez un médecin pour un examen complet. Toujours

Parlez à votre médecin des effets indésirables de tout médicament avant de décider quelles pilules prendre. Chaque médicament peut causer des effets secondaires différents. Les effets secondaires peuvent inclure des maux de tête, des réactions allergiques sévères, une somnolence prolongée, pour n'en nommer que quelques-uns.

D'un autre côté, certains préféreraient des remèdes naturels. Vous n'avez pas besoin de compter sur des produits chimiques ayant des effets néfastes

nocifs, en particulier au réveil. Pourquoi
ne pas plutôt utiliser des remèdes naturels
pour réparer votre cycle de sommeil et
mettre fin à l'insomnie ?

Camping

Lorsque l'attrait de la télévision ou du téléphone vous tient éveillé tard dans la nuit, il est temps de prendre la tente et d'aller camper. Restez loin des appareils électroniques et profitez de la désintoxication numérique de temps en temps. Mettez-vous dans une zone sans distraction et soyez conscient de votre environnement et de vous-même. Profitez de ce temps pour méditer, faire du yoga, écrire, vous souvenir de vos pensées ou simplement respirer.

Selon plusieurs études, les campeurs qui s'éloignent des appareils électroménagers et pratiquent des rituels comme la méditation ou l'écoute de musique s'endorment environ 2 heures plus tôt que d'habitude. Un autre point important à retenir est que les appareils numériques contribuent à l'insomnie. On a constaté que les sources lumineuses artificielles ont un effet néfaste sur les rythmes circadiens.

Essayez de dormir par terre, pas dans la voiture ou dans le cockpit. Comme ça, tu seras puni et tu seras un avec la nature. Peu importe ce que vous faites pendant le camp, le but ultime est de vous détendre, d'échapper aux distractions et aux exigences des autres, de vous éloigner de la lumière artificielle et d'être un avec la nature. Baignez-vous dans la lumière naturelle du soleil et endormez-vous quand le soleil se couche. En un clin d'œil, vous retrouverez votre rythme de sommeil.

Musicothérapie

La musique est utilisée depuis l'antiquité pour combattre l'insomnie. C'est un outil de guérison qui peut aider à soulager l'anxiété qui peut contribuer à la mauvaise qualité du sommeil. Le plus grand avantage de cette technique est qu'elle est facile à utiliser et n'a aucun effet secondaire.

Il existe de nombreux types différents de musicothérapie et ils diffèrent par les types de stimulation neurologique qu'ils évoquent. Par exemple, la musique classique peut être un puissant outil de confort et de détente, tandis que la musique rock peut causer de l'inconfort. Essayez d'écouter de la musique douce et relaxante avec des sons de la nature comme l'océan, les oiseaux, les chutes d'eau, etc.

Plusieurs études ont montré que les personnes qui écoutent de la musique apaisante avant de se coucher ont amélioré la qualité du sommeil pendant la nuit par rapport à celles qui ne l'écoutent pas. Par conséquent, si vous avez de la difficulté à vous endormir, cela peut être une solution.

Off pour un meilleur repos

Le sommeil n'est pas un interrupteur marche/arrêt. Votre corps a besoin de temps pour se détendre et se préparer à dormir. Les insomniaques ont souvent de la difficulté à fermer leur cerveau la nuit. Vous pouvez essayer d'éteindre l'équipement pour avoir une meilleure nuit de sommeil. Cette technique aide à calmer les choses pour que votre corps comprenne qu'il est temps de se reposer. Pour préparer le terrain au sommeil, il est important de détendre et d'assombrir l'esprit.

Par exemple, si vous prenez un bain chaud avant d'aller vous coucher, cela fera baisser la température de votre corps, ce qui le préparera à dormir. En prenant une douche avec de l'eau chaude, votre température corporelle ralentit les fonctions métaboliques telles que la respiration, la digestion et la fréquence cardiaque. Votre corps comprendra qu'il est temps de ralentir et de se détendre. Si vous avez l'habitude d'écouter de la musique avant d'aller au lit chaque soir, votre corps sera conditionné à écouter de la musique la nuit étant le signal du coucher.

C'est une question d'habitudes et de conditionnement. Prenez au moins une demi-heure de repos avant de vous coucher pour faire des exercices de respiration ou de relaxation afin de vous libérer l'esprit. Le but de ce temps d'arrêt est de dire à votre cerveau qu'il est temps de se détendre, de se détendre et de dormir.

Dormir dans une chambre fraîche

Ceux qui ont de la difficulté à s'endormir ont souvent une température corporelle plus élevée immédiatement avant de s'endormir que leurs homologues en meilleure santé. Par conséquent, ce groupe d'insomniaques doit attendre au moins 2 à 4 heures avant que leur température corporelle baisse et que le sommeil commence.

Les recherches montrent que la température ambiante optimale pour dormir se situe entre 16 et 20 degrés Celsius. Lorsque vous essayez de dormir, votre cerveau apprécie l'environnement froid.

Dormir dans une chambre froide permet

également de lutter contre le vieillissement. Aide à libérer les hormones anti-âge connues sous le nom de mélatonine, un puissant antioxydant qui combat l'inflammation, renforce le système immunitaire, prévient le déclin cognitif et le cancer.

On dit que ceux qui se couchent tôt et se lèvent tôt vivent plus longtemps. C'est tout à fait logique étant donné que dormir dans une chambre froide réduit la neurodégénérescence et le stress oxydatif. Je peux vous en dire long sur les bienfaits anti-âge d'une bonne nuit de sommeil dans un environnement froid. Mais la clé pour augmenter la production d'hormones anti-âge dans votre corps est de dormir suffisamment.

La première étape consiste à créer un environnement de sommeil optimal en abaissant la température de la chambre à coucher. Le manque de sommeil a de nombreux effets néfastes sur la santé physique et mentale. En fin de compte, cela peut mettre votre vie en danger. Assurez-vous donc de corriger vos habitudes de sommeil, et vous pouvez commencer à le faire en créant un environnement de sommeil optimal.

Pause dans la sueur

Faites de l'exercice tôt. Ce n'est un secret pour personne que l'exercice améliore le sommeil et la santé générale. Mais une étude publiée dans la revue Sleep montre que la quantité d'exercice qu'ils font et le moment où ils font de l'exercice font une différence. Les chercheurs ont constaté que les femmes qui font de l'exercice à intensité modérée pendant au moins 30 minutes chaque matin, 7 jours sur 7, ont moins de problèmes de sommeil que celles qui en font moins ou qui en font plus tard dans la journée. L'exercice du matin semble avoir un effet positif sur le rythme de notre corps, ce qui, à son tour, améliore notre qualité de sommeil.

L'une des raisons de cette interaction

entre l'exercice et le sommeil peut être la température corporelle. La température du corps augmente pendant l'exercice et il faut jusqu'à 6 heures pour revenir à la normale. En effet, une température corporelle plus basse est associée à un meilleur sommeil. Il est donc important que votre corps ait le temps de se rafraîchir avant d'aller au lit.

Le sommeil est un élément crucial de notre santé et de notre guérison. Prenez-le au sérieux et demandez l'aide d'un professionnel de la médecine fonctionnelle si vous ne pouvez pas contrôler votre sommeil. Tout cela exige de la discipline et de l'engagement. Une fois que vous aurez rétabli votre horloge biologique et que vous aurez retrouvé un rythme de sommeil normal, vous profiterez enfin des bienfaits d'un sommeil réparateur et reposant.

Modification du mode de vie pour l'insomnie

Dans le chapitre précédent, nous avons parlé des deux catégories fondamentales de remèdes pour vaincre l'insomnie. Cependant, ces facteurs extrinsèques ne pouvaient pas s'attaquer à la racine de l'insomnie. Oui, vous vous sentirez peut-être mieux après avoir essayé ces remèdes, mais l'insomnie ne peut être complètement guérie que si la source du problème est éliminée. Autrement, il y a une forte probabilité que l'insomnie rechute.

Quelle est la racine de l'insomnie ? Pour plusieurs, la cause principale de l'insomnie est un mauvais mode de vie et de mauvaises habitudes de sommeil. De simples changements de mode de vie peuvent faire une grande différence dans la qualité de votre sommeil.

Bien que toutes les insomnies ne soient pas causées par le stress, il est indéniable que les personnes qui vivent un stress continu sont plus sensibles à linsomnie. Dans le cas de l'insomnie liée au stress, le traitement ou l'élimination du stress permettra de soulager l'insomnie. Comme nous l'avons mentionné dans le chapitre précédent de ce livre, le stress affecte la qualité du sommeil d'une personne, ce qui peut modifier son rythme de sommeil. Ainsi, il est difficile de s'endormir la nuit et de rester éveillé le jour.

Il est important de gérer tous les aspects de votre vie de la meilleure façon possible pour vous assurer d'un équilibre sain. Vous devez vous assurer que vous dormez suffisamment chaque jour. Le sommeil joue un rôle important dans votre santé physique. Un sommeil insuffisant pendant une courte période de temps peut vous rendre plus grincheux et irritable. Les effets à long terme peuvent être graves : problèmes cardiaques, dépression, accident vasculaire cérébral, crise cardiaque, pour n'en nommer que quelques-uns.

Selon les experts du sommeil, plusieurs études ont montré que lorsque les gens dorment suffisamment, non seulement ils se sentent mieux, mais ils augmentent aussi leurs chances de vivre une vie plus longue, plus saine et plus réussie.

Pour surmonter l'insomnie, vous devez rester loin de la nicotine, de la caféine et de l'alcool. Tout cela va rendre l'esprit naturellement agité. Avoir une quantité constante de caféine forcera l'esprit à être plus actif qu'il ne l'est.

La plupart des gens ont besoin d'énergie pour commencer la journée, alors ils ont choisi le stimulant. La caféine est l'un des stimulants les plus populaires aujourd'hui pour assurer la vigilance et l'éveil le matin et pendant le reste de la journée. Cependant, ils ignorent que la caféine est l'une des principales causes de l'insomnie. Elle ruine l'équilibre naturel entre l'éveil et le sommeil.

Par conséquent, les insomniaques doivent rester loin de ces boissons pour avoir un sommeil de qualité. Passez cette pause café, buvez un verre d'eau au lieu d'un café, ce qui peut être la raison pour laquelle vous avez du mal à vous endormir et à rester endormi la nuit.

En outre, l'établissement d'un horaire de sommeil pour vous est l'une des meilleures techniques d'auto-assistance pour l'insomnie. C'est une étape importante pour surmonter l'insomnie pour toujours. Il est si important d'aller au lit à la même heure du soir et de se réveiller à la même heure chaque matin parce que le corps a besoin de cohérence. Le corps aime la routine. Il grandit avec l'habitude. Avec un coucher et un réveil réguliers, votre corps a plus de chances de rester sur la bonne voie. Si vous le pouvez, évitez d'alterner les horaires, les soirées, les quarts de nuit ou d'autres choses qui pourraient perturber votre horaire de sommeil.

Lorsque vous avez de la difficulté à vous endormir, essayez de boire un verre de lait chaud. C'est un remède traditionnel contre l'insomnie, et il est prouvé qu'il peut vous aider à obtenir un sommeil de meilleure qualité. Non seulement le lait aide à empêcher la faim de perturber votre sommeil, mais il contient également un acide aminé appelé tryptophane, qui est converti dans le cerveau en un produit chimique "relaxant" appelé sérotonine. Le calcium est très pro-métabolique, réduisant le stress et diminuant les niveaux d'hormone parathyroïdienne, qui est connue pour jouer un rôle dans l'insomnie.

De plus, vous pouvez toujours ajuster votre horaire quotidien pour inclure du temps pour le yoga ou la méditation. Il existe de nombreuses preuves que le yoga et la méditation peuvent améliorer les habitudes de sommeil, souvent de façon spectaculaire. Il est important que vous ayez le temps de vous détendre. Ces techniques peuvent être faites à la maison pour le confort et l'intimité. Il aide à augmenter la flexibilité totale de votre corps, détend votre esprit et détruit votre corps. Essayez de passer au moins 30 minutes par jour à méditer ou à faire du yoga. Généralement, la méditation et le yoga se pratiquent de préférence tôt le matin, dans un endroit calme et exposé à la lumière du soleil.

Pour la méditation, tout ce que vous avez à faire est de vous asseoir et de vous vider l'esprit. Essayez d'écouter de la musique apaisante pour vous aider à vous calmer. Dès que vous vous habituerez à l'idée de méditer tout au long de la journée, votre esprit pourra se détendre plus rapidement la nuit et il vous sera donc plus facile de vous endormir.

Quant au yoga, vous pouvez aller à des cours de yoga avec un groupe d'amis ou pratiquer à la maison pour plus d'intimité. Il sera bénéfique pour votre sommeil de plusieurs façons. La pratique de certaines postures de yoga augmente la circulation sanguine vers le centre du sommeil dans le cerveau, ce qui a pour effet de normaliser le cycle du sommeil.

Rappelez-vous que le sommeil n'est pas un choix de vie ou un luxe ; il est naturel et nécessaire. Alors, éliminez les causes sous-jacentes, changez votre alimentation, buvez un verre de lait chaud, mettez-vous au lit, faites un peu de yoga et méditez. Suivez les conseils ci-dessus et vous obtiendrez éventuellement un sommeil de qualité.

Déconnexion

➢ **Comment combattre l'insomnie**

Combattre l'insomnie est un combat difficile. Lorsque vous essayez de guérir linsomnie, vous essayez en fait de garder votre esprit dêtre trop actif la nuit. Il n'y a aucune raison d'avoir peur de rester éveillé pendant d'innombrables nuits consécutives et de se demander si tout cela va finir.

S'inquiéter ne cause que des nuits blanches. Alors arrête de te battre contre l'insomnie dans ta tête ! Tout ce que vous avez à faire est d'éteindre votre cerveau de singe.

La nuit, vous voulez que votre esprit ralentisse au point où vous pouvez vous endormir rapidement. Un sommeil suffisant vous aide à rester en pleine forme le lendemain et vous assure une bonne nuit de sommeil. L'une des raisons pour lesquelles les gens ont du mal à s'endormir est que leur cerveau de singe refuse de s'éteindre. Le plus souvent, ils commencent à penser à des choses inutiles qui ne servent à rien, mais qui les empêchent seulement de s'endormir.

Il faut de l'entraînement pour fermer la porte. Pour beaucoup d'adultes occupés, le seul moment où ils réfléchissent à leur vie, c'est à l'heure du coucher ! Il est bon de réfléchir de temps en temps, mais pas au coucher. Souvent, c'est le plus grand coupable qui vous empêche de vous endormir.

Donc, pour ceux qui veulent réfléchir à

leur vie, pensez à vous lever plus tôt le matin pour avoir le temps de le faire ou même prévoir un peu de temps la nuit pour réfléchir.

➢ *Nuit stimulante = mauvais sommeil*

Une autre raison pour laquelle les gens ne se déconnectent pas, c'est qu'ils ont beaucoup d'activités la nuit qui sont trop stimulantes, ce qui les fait rester éveillés au lieu de se sentir fatigués. Certains aiment même boire de la caféine le soir ! Pas étonnant que les gens aient du mal à s'endormir ! Alors, évitez le café, les téléphones cellulaires, les ordinateurs portables et les téléviseurs quand vient le temps d'aller au lit. Évitez les activités qui vous forcent à réfléchir et qui exigent un effort physique la nuit. Et surtout, évitez l'écran bleu des appareils électroniques.

➤ *Ne manquez plus jamais une nuit de sommeil*

Une autre clé pour s'endormir est de programmer son sommeil. La plupart des gens ne font pas ça. Au lieu de cela, ils choisissent de ne s'endormir que lorsqu'ils sont fatigués. Mais ce qu'ils devraient plutôt faire, c'est établir leur routine et planifier leur heure du coucher. En cas de répétitions, votre esprit sera conditionné à s'éteindre lorsque l'horloge arrive à l'heure habituelle pour s'endormir.

Avoir une routine de sommeil régulière est probablement la meilleure technique pour assurer un sommeil de meilleure qualité. En fait, notre corps s'épanouit grâce à un horaire de sommeil régulier et régulier. Bien qu'il n'existe pas de solution universelle, avoir une routine de sommeil constante aidera certainement à vaincre l'insomnie chronique une fois pour toutes.

Comment'éteindre' la nuit

La première chose que vous devriez faire après avoir dîné et nettoyé pour la nuit est d'éteindre tous vos appareils électroniques. Le fait d'avoir votre téléphone ou votre ordinateur allumé lorsque vous vous préparez à vous coucher stimulera votre cerveau et, avec le temps, rendra votre sommeil plus difficile. Admets-le, tes appareils électroniques créent une dépendance et tu ne sauras pas quand t'arrêter.

La lumière interférera avec votre rythme de sommeil et vous empêchera de dormir. Il est recommandé d'éviter à tout prix d'utiliser des gadgets au moins 1 heure avant le coucher.

Lire avant de se coucher, c'est bien, mais pas à l'aide de vos appareils électroniques. La lecture d'un livre physique comme passe-temps avant le coucher vous aide à vous préparer pour le sommeil. Mieux vaut ne pas lire dans sa chambre. On vous encourage à lire dans une autre pièce car vous ne voulez pas que votre esprit soit actif dans la pièce où vous devez dormir. Encore une fois, pour conditionner votre esprit à s'éteindre dès que vous entrez dans votre chambre. Si vous pouvez vous détendre complètement pendant que vous lisez un livre, vous pouvez le faire en restant allongé dans votre lit. Sinon, il vaut mieux lire dans une autre pièce.

La prochaine chose que vous pouvez faire est d'écouter de la musique et d'écrire n'importe quel type de rappel dont vous avez besoin pour le jour suivant. La musique vous aidera à calmer votre esprit et à éliminer le stress. Essayez d'écouter de la musique qui est plus douce et plus lente en rythme. Écouter tout ce qui est fort ou excitant stimulera votre esprit et vous empêchera de vous endormir. Par exemple, vous vous retrouverez dans un état de relaxation lorsque vous écouterez de la musique classique plutôt que du rock.

Un autre conseil est de planifier vos journées à l'avance avant le coucher. Rédiger des rappels pour le lendemain vous aide à vous libérer l'esprit.

Rester éveillé au lit tout en vous rappelant constamment que vous avez besoin de vous souvenir de quelque chose vous permettra de garder votre esprit actif. Pensez à votre carnet comme à un coffre-fort "jetez-le et oubliez-le". Il suffit de prendre un morceau de papier et de griffonner quelques notes. Il vous aidera à vous calmer et à vous endormir plus rapidement.

Une autre chose que vous pouvez faire est de boire une boisson de détente comme le thé juste avant d'aller au lit. Toutefois, évitez la caféine, l'alcool et les boissons à haute teneur en sucre. Une bonne tasse de thé peut calmer votre esprit et aider votre corps à se détendre.

C'est aussi une excellente façon de se créer du temps pour soi-même. Un temps de repos et de détente. Vous pouvez le faire en lisant ou en écoutant de la musique. Si vous ne trouvez pas de plaisir à boire du thé, pensez à prendre une collation légère avant d'aller au lit. Ne mangez rien de trop calorique et de difficile à digérer. Cependant, une collation légère est bonne parce que parfois, la raison pour laquelle vous avez de la difficulté à dormir est simplement parce que vous avez faim.

Une autre façon d'assurer un sommeil réparateur est d'abaisser la température de votre chambre. La meilleure façon d'y arriver est de régler votre thermostat d'ambiance pour qu'il fasse un peu plus froid. Notre corps est conditionné de telle sorte que lorsqu'il entre dans un environnement plus frais, il reçoit le signal qu'il est temps de se reposer.

Aussi, pourquoi ne pas prendre une douche rapide juste avant le coucher. De préférence une douche froide pour se rafraîchir immédiatement. Sinon, vous pouvez essayer d'obtenir un ventilateur de lit, un matelas plus frais ou faire une petite promenade avant d'aller au lit.

Tout ce qui précède peut faire partie de votre routine d'heure du coucher. Allez-y, essayez-les et découvrez ce qu'il y a de mieux pour vous et votre emploi du temps. En peu de temps, vous n'aurez aucun problème à vous endormir et à rester endormi.

Conclusion

J'espère que ce livre peut vous aider et vous guider pour arrêter ou prévenir l'insomnie. Vous êtes libre d'essayer n'importe lequel des conseils et stratégies énumérés dans ce livre pour assurer un sommeil réparateur. Après tout, un sommeil réparateur est le fondement de votre bien-être mental et physique. Qu'il s'agisse de remèdes artificiels ou naturels, de changements de mode de vie ou de l'établissement d'une routine, tout cela aide à prévenir l'insomnie.

> ➤ ***Alors, que faire maintenant ? Il est temps d'agir aujourd'hui !***

Découvrez laquelle de ces méthodes

vous convient le mieux et mettez-les en pratique dans votre routine quotidienne. Notez-les et imaginez à quoi ressemble une journée normale lorsque vous ajoutez ces stratégies à votre routine.

Juste en les testant, vous pouvez trouver la meilleure façon de surmonter linsomnie.

Rappelez-vous simplement que tout ne se passera pas du jour au lendemain et qu'il vous faudra du temps avant de voir un changement dans votre vie pour le mieux.

Maintenant oui, je vous souhaite le meilleur dans vos résultats, et rappelez-vous que tout est pratique ; la théorie sans l'action ne vous est d'aucune utilité. Il apporte tout ce que vous apprenez dans la vie réelle.

Un gros câlin, ton ami Jorge !

D'ailleurs, lorsque vous obtiendrez vos résultats petit à petit, je vous recommande vivement, si vous voulez améliorer vos compétences sociales, mon livre "COMMENT CONTROLER L'ANSIEDAD SOCIAL ET LES ATTAQUES PANIQUES", est un livre qui je suis sûr vous aidera beaucoup pour éviter toute forme d'anxiété. Sans plus attendre, vous pouvez le trouver dans le moteur de recherche Amazon, comme : "Comment contrôler l'ânxiété sociale et les attaques de panique" ou la recherche de mon nom "Jorge O. Chiesa".... Encore une fois, je vous souhaite beaucoup de succès dans vos résultats !

9 781797 895185